应急计划，可以拯救千萬人

基于广岛与长崎原子弹事件的实验结果

by

Norman Ende, MD, CAPT MC USNR (ret.)

Professor of Pathology & Laboratory Medicine

Department of Pathology and Laboratory Medicine,
Rutgers-New Jersey Medical School, Newark,
New Jersey, USA

翻译者

邢叔嗯下巴是一个医学专业的学生在就读罗格斯 - 新泽西医学院。他获得文学士学位从罗格斯大学生物学。他出生于中国福建移民到美国于1999年。

Translator

Xing Shun Chin is a medical student studying at Rutgers – New Jersey Medical School. He received his B.A. degree in Biology from Rutgers University. He was born in Fujian, China and immigrated to U.S. in 1999.

目录

引言

对于任何一个可以成功拯救收到辐射伤害的患者，都应该强调在曝光于辐射后24小时的重要性。因为这是一个能够极大提高治疗存活率的关键时期。尽管需要很多志愿者与医护人员，但在这种紧急情况下，他们是很难给予标准的医疗救助。一份尸体解剖检查报告，在原子弹爆炸中病人的临床报告【14】以及我们的实验室研究表明，一个可行的方案和现有的设备能帮助这些志愿者和医疗救助人员拯救受广岛长崎原子弹灾难余波的受害者。

早在1914年，脐带血（HUCB）在美国被研究【5】。1938年，Goodall曾就脐带血的安全性做如下评价【6】：在许多的临床输血案例没有发现不良反应，也没有一例呈现体温上升的迹象。这些早期案例也暗示着多个脐带血单元可以被同期给予。在同一份报告中指出"两个或者多个胎儿血在经过必要的单独匹配后可以被同期注射"【6】。在1972年的第一例有记载的移植手术中，使用了多个单元的脐带血并且用了极少的免疫抑制药物【7，8】。在1964到1974年间，15位临终病患接受了139 ABO 相适脐带血注射治疗，并且无一例呈现不良反应【9】。关于这些临终病患的跟踪报告显示，除了1972年的成功移植手术以外，还有多个成功的案例。

2005年，美国国会立法建立了国家脐带血库来帮助恢复那些在核爆炸，恐怖袭击以及意外中受到伤害的骨髓【10】。2010年，这项法案得以修正并确保至少有150000单元的存储量【11】。然而，没有一个医疗救治方案是能够利用这些储备来拯救在核灾难中的公民。

在一场核灾难后的救治中，有两个方面是要被给予高度重视的。一是放射性疾病（恶心，呕吐，腹泻）。放射性疾病与电弧灼伤是需要通过输液来避免未来数小时内脱水症的发生。二是辐射并发症。这是由于放射性物质对免疫系统以及肠道所造成伤害。

在核爆炸中，数以千计的病人挣扎在放射性疾病的痛苦中。在爆炸后的几天内，有限的医疗器械是相当紧张的，必要的实验检测和对骨髓损伤程度的检验也无法满足大量的需求。 在这种情况下，预防用抗生素和脐带血输血应该被送往受灾地区。基于放射性疾病的临床研究显示，应用抗生素和脐带血治疗的方法能显著提高存活率。

尽管在这种情况下将脐带血用作预防性措施是需要美国食品及药物管理局的认可，但最为应对核灾难后的紧急情况，有希望能改写公法（109-129）对这些措施的限制【10，11】。事实上，这项法案就是为了应对这种紧急情况而创建的。

其次需要高度关注的是核灾难后人类所患的急性辐射综合症。而该病往往需要骨髓替代疗法。有效的办法是进行人白细胞抗原相匹配的骨髓移植手术，但这在应对如此大规模的受灾人群是无法有效实施的。而且案例表明在辐射事故中，使用成人骨髓移植手术却极少有成功的【12，13】。其中一个比较容易获取的骨髓细胞是相同血型的脐带血；部分人白抗原细胞吻合的脐带血也有恢复骨髓细胞的功能【14，15】。有许多白血病患者接受了放射性治疗和人脐带血移植手术【15】。成年病人通常需要两个或以上的脐带血来提供足够的骨髓细胞，而这只能对那些能够部分或完全吻合的人白细胞抗原的人群。我们需要一个能够帮助成千上万收到核爆炸照射的病人的应对方案，否则只有部分人群能够得救。

病理检查所见与实验证据

我们的实验结果【14，16-20】以及广岛长崎原子弹事件后的病理分析显示在收到大剂量辐射后的48小时内能接受抗生素和脐带血输血治疗，那么还是能够成功挽救许多生命的。【1，20】但在1945年的广岛和长崎，这都是不可能的。更没有广谱抗菌素和脐带血库。当时的日本却只有磺胺。

在动物实验中，我们进行了无红细胞脐带血输入并注意到这不仅仅产生了移植嵌合体，而且这还增强了动物本身骨髓细胞的恢复【1，22】。脐带血输入产生较少的移植抗宿主疾病。而就算是发生了，它也比其他骨髓移植手术的抗宿主疾病来的轻微。有趣的是在我们的动物实验中，人类的脐带血注入百只实验小鼠且并无出现移植抗宿主疾病。

之后我们进行在适度辐射敏感小鼠上的实验。我们将小鼠暴露于致命性9-10.5 Gy辐射下，并在之后的不同时间段（24小时和52小时）使用抗生素佐夫沙星和人类脐带血治疗。这些结果以及实验室的早期发现【14，16-19】，突出显示有效治疗的时间段是在暴露于辐射后的48小时内。若无法在48小时内接受治疗那么结果就是死亡。

　　广岛长崎的尸体检查报告显示，在核爆炸中未死亡的受灾者也都在接下来的两个月内离世。骨髓细胞和肠道检查呈现典型的辐射后病变。当时病理学家总结除非骨髓细胞能够恢复，否则只能挽救10%的病人【2，3】。

讨论与展望

为了建立一个能应对大规模核灾难事件的医疗处理方案，我们受到来自政府的，学术的以及国际上的多方面阻挠。但在这七年中，我们始终坚持着要建立这么一个可行的方案。

我们的研究始于1990年初。在那时我们发现人脐带血单核细胞能够明显提高遭到致命性辐射的小鼠的存活率【14，16】。在2003年，我曾和General P.K. Carlton交涉。从那时起我们尝试着游说各个可能的领导来为美国建立一个应对核爆炸的应急医疗方案。

在2006年，作为军事医疗咨询协会的成员，在DR. Kenneth Swan 的陪同下我们将已有的方案向军方展示。2010年，我曾提供一个应对方案来处理核武器袭击美国五角大楼事件。从中我收到了来自美国空军的感谢信。我坚信军方已经有针对此事件的应对方案只是未被透露。但是他们不断的告诉我无法建立一个针对公民的应对方案。但我们还是努力要建立一个让州政府和联邦政府能施行的医疗方案。

大约在五年前，我们曾向纽约市政府提供这么一个方案，但很遗憾未能获得高层领导人的注意。我们也相信其他的国家也有类似的方案，并被列为机密。

Dr. Ruifeng Chen 是个中国公民，并和我曾进行过多次实验。他在2006年曾见过中国主席胡锦涛主席并讨论及这些实验。胡主席表示高度关注，并命其秘书做详细记录。我们不知道中国是否有一个类似的应对方案，但在那不久之后就有个关于建立中国干细胞中心血库的调查。几年前，我们的方案曾递交给英国及以色列。虽然我没收到来自英国方面的答复，但我收到了来自以色列的感谢函。

以下的方案曾在2011年十月三日被提交给新泽西州的国土安全部门：

核爆炸和其他爆炸事件的本质区别是大多数爆炸中的幸存者会在爆炸之后的短期内死亡。但他们其实是可以被挽救并存活下来的。

当下，联邦政府或州政府都没有一个可行的方案来挽救核爆炸后的大量的受灾人群，正如当时的广岛长崎政府。尽管有针对性的报道提到许多针对此事件的解救方案和资源等【12，22，23】。但这些都需要有相当标准的医疗救护，而这恰恰是在核爆炸后难以实现的。

在日本所发生的核爆炸应当被现代的美国社会引以为鉴，比如像纽约市的大都市。广岛市虽然不是一个有很多水泥建筑的城市，因此爆炸后的影响会有所不同。在相同爆炸规模下，广岛的受灾人数会比大型城市的受灾人数多，因为水泥建筑会将爆炸后的热浪推向上空。但能量辐射不同，1MeV 的γ射线能够穿透 1-2 英尺厚的水泥。高能量辐射能穿透6英尺的水泥。在城市上空引爆的核武器能造成更多的伤亡。但是这些威胁一般不是来自恐怖活动。

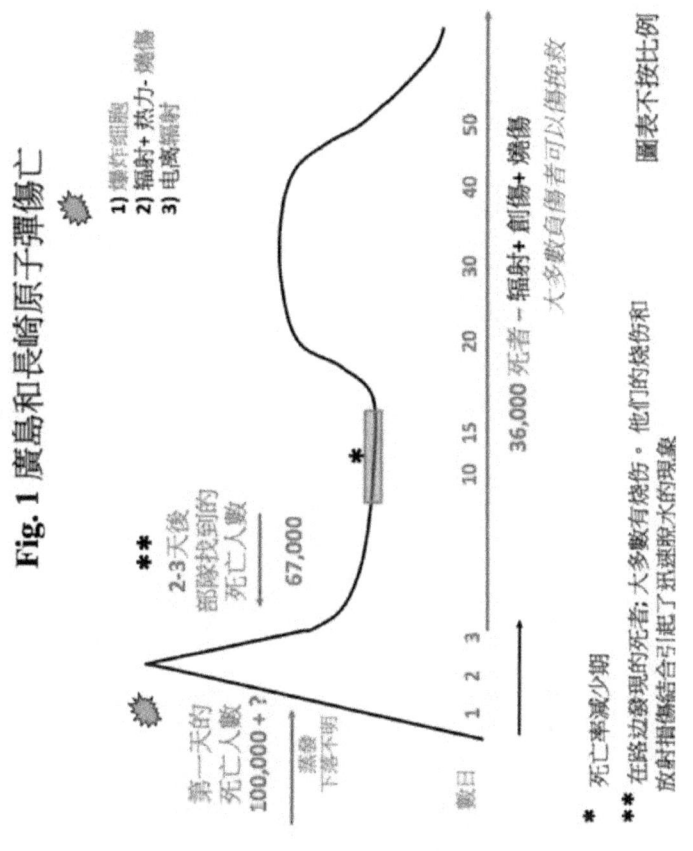

Fig. 1 廣島和長崎原子彈傷亡

1) 爆炸衝擊
2) 輻射 + 热力 - 燒傷
3) 电离辐射

第一天的
死亡人數
100,000 + ?

蒸發
下落不明

2-3天後
部隊找到的
死亡人數
67,000

36,000 死者 – 輻射 + 創傷 + 燒傷
大多數負傷者可以傷挽救

死亡率減少期

數日   1 2 3   10 15   20   30   40   50

* 死亡率減少期

** 在路边发现的死者: 大多數有燒伤。他们的烧伤和
放射損傷結合引起了迅速跳水的現象

圖表不按比例

Fig. 2 757案例的死亡時間

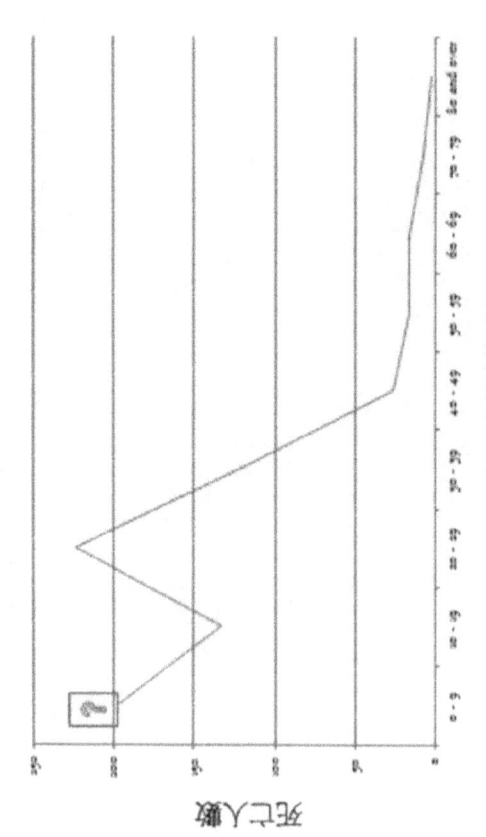

死亡人數

爆炸結束後的數日

數據根據 Table 5.16, Medical effects of the atomic bomb in Japan. Oughterson, A.W., Warren, S.

因为辐射病在爆炸后的短时间内就能导致脱水

【24，25】，因此静脉注射需要在之后的12到24小时内进行。为避免脱水，电解质流失所导致的死亡，最佳时期则是在12小时之内。相同的对于灼伤的病人也需要用静脉注射。在广岛和长崎两市，存活20天的受害者中，恶心和呕吐症状平均持续2.5天【4】。抗生素要尽早给予来预防感染及败血症【20，24】。我们的动物实验表明在受到致命性辐射后的4个小时之内给予抗生素能极大提高存活率。

而在核爆炸灾难之后，受辐射人群的骨髓和免疫系统遭受不同程度的损伤【25，26】。在这种紧急情况下，若病人出现恶心，呕吐以及腹泻的症状，则应该当做抵抗力丧失来对待【24，25】。如果可能的话，有腹泻症状的病人应当优先治疗。同时也需要使用广谱抗菌素来避免致命性的感染【20】。如果病人已接受预防脱水的静脉注射治疗，那么使用广谱抗菌素是相当方便的。我们近期的研究发现在接受全身致命性辐射后24到52小时内的小鼠身上使用抗菌素让人脐带血细胞能够有效提高存活率。这些研究发现的结果与医疗事实是一致的。对于患有血液系统恶性肿瘤的病人，当接受骨髓移植手术后需要一段时来让骨髓细胞开始恢复。这些病人在接受辐射治疗前就接受了抗菌素，抗真菌及抗病毒混合物治疗。

尽管有部分接受辐射治疗并进行成人骨髓移植手术失败的案例，但用这些案例来驳斥人脐带血对病人的价值的说法是不对的。在一篇针对2008年核意外事件的处理报道中，只有31位受辐射病人进行了异体干细胞移植手术【12，13】。而且其中只有一位接受了人脐带血移植手术。这篇报告中，骨髓移植手术的结果都是有问题的，除了一例在日本的东海【12】。

尽管这位病人的上身受到了8-12Gy辐射，但之后他接受了1个单元的人脐带血【26】。21天后他因为肠胃出血和呼吸衰竭死亡。通常患有白血病的小孩仅需1个单元的人脐带血，大人则需要至少2个单元。在这个病人接受了1个单元的部分吻合的人脐带血后，他的体内出现了嵌合体并且他的骨髓开始恢复。之后他的脸部成功地进行了植皮手术。该病人之后出现了急性胃粘膜病变，口腔及咽部出现口腔炎以及出血性溃疡。在他身上并没有发现移植物抗宿主病。他的呼吸伴有脓性渗出物并且患上耐甲氧西林金黄色葡萄球菌肺炎。

尸体检查报告显示该病人死于机化性肺炎及弥漫性肺泡损伤。上身前部的肌肉已经萎缩，且胸腔前壁呈棕色，有硬化及萎缩【27，28】。这些和患者所受到的辐射灼伤的表现相一致。最重要的发现是，尽管骨髓的再生还没完成，但正从患者和捐献者的骨髓嵌合体中恢复。

病人在接受照射前也进行了γ抗胸腺细胞，环孢霉素及甲强龙预处理。但直到停止环孢霉素和甲强龙的用药后，病人自身的造血功能才开始快速的恢复【29】。有许多文献指出在人脐带血移植术中不需要给予免疫抑制药物【30，31】。值得一提的是在1972的人脐带血移植手术也只用了最少量的免疫抑制药物，以及多个捐献者的脐带血【7，9】。

有趣的是来自日本东海的病人在事故后的6个月时患有肠溃烂。而我们的实验小鼠在辐射并接受人脐带血单核细胞后存活50多天，它们的活动正常甚至体重还有所增加，但也患有肠溃疡。这说明对于受到高剂量辐射并幸存的患者需要接受针对肠道病变的跟踪治疗。

　　为了应对向广岛和长崎的核爆炸发生，我们需要数以千计的志愿者在第一时间奔赴前线，并进行医疗援助。通常这些志愿者是消防员及警察。而其他志愿者通常被分配到附近的安置点来接受病人。他们会加入救治工作，尤其是针对那些有明显辐射病症的伤员。而辐射病的程度因人而异，有些病人在接受致命性或亚致命性辐射后数小时内就会出现恶心，呕吐及腹泻的症状。而这些到达安置点的病人则最好能在受到照射后12小时内进行输液治疗，如若不能保证，则也必须在24小时之内进行输液。在这种紧急情况下，他们可能需要在临时搭建的设施下进行治疗。有外伤的病人也许无法接受到正常的住院治疗。

　　一位广岛市的护士提到病人很快会死亡，而尸体被弃置在路边。【3】她还提到许多有灼伤的患者可能都有脱水症状。在恶心，呕吐，腹泻以及灼伤的多重伤害下，病人很快就会脱水，电解质流失并导致死亡。

　　我们认为，来自核爆炸地区的病人并有恶心，呕吐的症状就应被认为有骨髓损伤及肠道损伤。除非被测定没有这些损伤，否则他们需要接受抗生素治疗及3个单元的人脐带血细胞。在我们的实验中发现，混合有三个捐献者的脐带血细胞比相同数量来自一个捐献者的脐带血细胞更有效【18】。

　　我们建议在条件允许下使用2个单元，同血型，人白细胞抗原吻合的脐带血。不幸的是对小孩施行静脉注射有相当的难度。若没有专业的医护人员进行操作，本能被救治的小孩也有可能死亡。

综述

在大多数的灾难中，总会有相应的医疗方案来救治那些灾后幸存者。而核灾难却不同。在广岛与长崎受到核爆炸袭击的时候，诸如广谱抗菌素和人脐带血库等应对措施都不存在。因此大量的灾后幸存者在之后的数日内就死亡了。

眼下，并没有发现任何迹象表明州政府或联邦政府有采取之前提到的预案来应对核恐怖袭击。尽管国家脐带血库的建立是专门为了救治在恐怖袭击中遭受核爆炸的受害者，但这样还是远远不够的【10，11】。根据吸收辐射的剂量不同，受害者可能会出现不同程度的恶心，呕吐和腹泻。若没有及时的进行水分及电解质的补充，这些病人可能就会因为急性脱水而死亡。收到灼伤的病人也需要进行补液。更重要的是，他们的免疫系统极有可能收到不同程度的损伤。这些现象在受灾后的广岛长崎均有发现。

若在核爆炸时期能有一种能够恢复骨髓的神奇药物，那么医生们一定会使用它们。

如果我们并没有这么一种神奇的药物，那么依靠国会所建立的人脐带血库就应该充分的被利用。人脐带血预防措施是否有效，只有在经历过灾难后才知道。从现有的事实中，我们知道它对人类的害处微乎其微，甚至还能帮助人类。

总结

在核恐怖袭击中我们需要大量的志愿者。静脉注射应当尽早的被准备好。否则只有少量的幸存者能够存活下来并接受更深度的治疗。抗菌素的使用亦是越早越好，并且辐射照射后的48到72小时内输入脐带血。这么做的目的是为了加快免疫系统和胃肠功能的恢复来提高存活率。特别关注的是，第一例成功进行脐血干细胞移植发生在1972年美国弗吉尼亚的Petersburg。实验室工作则是在佐治亚亚特拉大的Grady Memorial 医院。从弗吉尼亚冷冻并运送的人脐带血并没有准时到达。我打电话给Petersburg和Marjorie Wood女士，她曾是我兄长的一名员工。Marjorie Wood女士驱车从Petersburg到Richmond的机场发现包裹被遗漏在飞机跑道上。最终包裹乘上下一趟航班，原封不动的到达医院。

参考文献

1. Ende N, Azzam EI. Consideration for the treatment of mass casualties based on pathology of the fatalities of Hiroshima and Nagasaki. Int J Radiat Biol 2011; 87(4):443-444.
2. Liebow AA,Warren S, DeCoursey E. Pathology of atomic bomb casualties. The American Journal of Pathology 1949; XXV(5):853-1027.
3. Pellegrino C,ed. The Last Trian From Hiroshima: The Survivors Look Back. New York, NY: John MacRae Books; 2010.and personal communication with the author.
4. Oughterson AW, Warren S,eds. Medical effects of the atomic bomb in Japan (National nuclear energy series. Manhattan Project Technical Section Division VIII,v.8). New York, NY: McGraw-Hill; 1956.
5. Rubin G. Placenta Blood for Transfusion. New York, Medical Journal 1914; 100:421.
6. Goodall JR AF, Altimas GT, MacPhail FL. An inexhaustible source of blood for transfusion and its preservation. Surgery, Gynecology and Obstertrics 1938; 66: 176-178.
7. Ende M, Ende N. Hematopoietic transplantation by means of fetal (cord) blood. A new method. Va Med Mon 1972; 99(3) 276-280.
8. Glasser L. The Ende brothers and the arcane history of the first umbilical cord blood hematopoietic stem cell transplant. Transfusion 2009; 49(9): 2010.
9. Ende M. history of umbilical cord blood transplantation. Lancet 1995; 346(8983): 1161.
10. Govtrack. US.H.R. 2520: Stem Cell Therapeutic and

Research Act of 2005, Public Law 109-129.

11. Govtrack.US.H.R. 6083: Stem Cell Therapeutic and Research Act of 2010. To amend the Stem Cell Therapeutic and Research Act of 2005.

12. Weinstock DM, Case C, Jr., Bader JL, Chao NJ, Coleman CN, Hatchett RJ, Weisdorf DJ, Confer DL. Radiologic and nuclear events: contingency planning for hematologists/oncologists. Blood 2008; 111(12): 5440-5445.

13. Dainiak N, Ricks RC. The evolving role of hematopoietic cell transplantation in radiation injury: potentials and limitations. BJR Suppl 2005; 27: 169-174.

14. Ende N, Ponzio NM, Athwal RS, Ende M, Giuliani DC. Murine survival of lithal irradiation with the use of human umbilical cord blood. Life Sci 1992; 51(16): 1249-1253.

15. Chao NJ, Emerson SG, Weinberg KI. Stem cell transplantation(cord blood transplants). Hematology Am Soc Hematol Educ Program 2004: 354-371.

16. Ende N, Lu S, Ende M, Giuliani D, Ricafort RJ, Alicid MG, Deladisma MD, Bagtas-Ricafort L. potential effectiveness of stored cord blood(non-frozen) for emergency use. J Emerg Med 1996; 14(6): 673-677.

17. Azzam EI, Yang Z, Li M, Kim S, Kovalenko OA, Khorshidi M, Ende N. The effect of human cord blood therapy on the intestinal tract of lethally irradiated mice: possible use for mass casualties. Int J Radiat Biol 2010; 86(6): 467-475.

18. Ende N, Lu S, Alcid MG, Chen R, Mack R. Pooled umbilical cord blood as a possible universal donor for marrow reconstitution and use in nuclear accidents. Life Sci 2001;69(13): 1531-1539.

19. Ende N, Ponzio NM, Giuliani D, Bagga PS, Godyn J, Ende M, Athwal RS. The effect of human cord blood on SJL/J mice after chemoablation and irradiation and its possible clinical significance. Immunol Invest 1995;24(6):999-1012.

20. Ende N, Kovalenko OA, Azzam EI. The necessity of the early use of antibiotics in treatment of mass

casualties from ionizing radiation. Int J Radiat Biol 2012; 88(4): 79-87.

21. Czarneski J, Lin YC, Ende N, Ponizio NM, Raveche E. Effects of cord blood transfer on the hematopoietic recovery following sublethal irradiation in MRL lpr/lpr mice. Proc Soc Exp Biol Med 1999; 220(2):79-87.

22. Rameshwar p, Smith I, Ende N, Batarseh HE, Ponzio NM. Endogenous hematopoietic reconstitution induced by human umbilical cord blood cells in immunocompromised mice: implicaitons for adoptive therapy. Exp Hematol 1999; 27(1):176-185.

23. (REAC/TS)REACTS. Guidance for Radiation Accident Management.

24. Donnelly EH, Nemhauser JB, Smith JM, Kazzi ZN, Farfan EB, Chang AS, Naeem SF. Acute radiation syndrome: assessment and management. South Med J 2010; 103(6):541-546.

25. Hall EJ, Giaccia AJ. Radiobiology for the radiologist. 6th ed. Philadelphia Lippincott Williams&Wilkins;2006.

26. Nagayama H, Ooi J, Tomonari A, Iseki T, Tojo A, Tani K, Takahashi TA, Yamashita N, Shigetaka A. severe immune dysfunction after lethal neutron irradiation in a JCO nuclear facility accident victim. Int J Hematol 2002; 76(2): 157-164.

27. Asano S. Multi-organ involvement: lessons from the experience of one victim of the Tokai-mura criticality accident. BJR Suppl 2005; 27:9-12.

28. Uozaki H, Fukayama M, Nakagawa K, Ishikawa T, Misawa S, Doi M, Maekawa K. The pathology of multi-organ involvement: two autopsy cases from the Tokai-mura criticality accident. BJR Suppl 2005; 27:13-16.

29. Nagayama H, Misawak K, Tanaka H, Ooi J, Iseki T, Tojo A, Tani K, Yamada, Y, Kodo H, Takahashi TA, Yamashita N, Shimazaki S, Asano S. transient hematopoietic stem cell rescue using umbilical cord blood for a lethally irradiated nuclear accident victim. Bone Marrow Transplant 2002; 29(3): 197-204.

30. Riordan NH, Chan K, Marleau AM, Ichim TE. Cord blood in regenerative medicine: Do we need immune suppression? J Transl Med 2007; 5:8.
31. Ende N. Our findings conclude that immune suppression is not needed for a successful transplant of cord blood. Journal of Translational Medicine 2007; 5(8).